PILATES AL MURO

Emily Cooper

INDICE

INTRODUZIONE

Il Pilates è un metodo di allenamento fisico e mentale creato da Joseph Pilates nel primo Novecento. Questa disciplina si concentra sullo sviluppo della forza, della flessibilità, dell'equi-librio e del controllo del corpo, combinando movimenti fluidi e coordinati con la respirazione consapevole.

Il Pilates si basa su sei principi fondamentali:

1. Controllo: Il controllo dei movimenti è essenziale nel Pilates. Ogni esercizio viene eseguito con precisione e attenzione per evitare sforzi eccessivi o movimenti scorretti.

2. Precisione: L'attenzione ai dettagli è un elemento chiave del Pilates. Ogni movimento è eseguito con cura per garantire che i muscoli giusti vengano attivati e che il corpo sia allineato correttamente.

3. **Fluidità**: I movimenti del Pilates sono fluidi e armonici, favoriscono la connessione tra il corpo e la mente, creando un flusso continuo e armonioso.

4. **Respirazione**: La respirezione consapevole è parte integrante del Pilates. Si utilizza una respirazione controllata e profonda per favorire il rilassamento e il controllo dei movimenti.

5. **Centro**: Il Pilates si concentra sulla forza e la stabilità del "powerhouse", ovvero il centro del corpo che include gli addominali, la parte bassa della schiena, i glutei e i muscoli pelvici. Questa zona viene considerata la base per il movimento e la stabilità del corpo.

6. **Concentrazione**: La concentrazione è fondamentale nel Pilates. Ogni esercizio richiede un'attenzione mentale per attivare i muscoli giusti e mantenere la corretta forma.

Il Pilates può essere praticato su un tappetino o con l'ausilio di apparecchi speciali come la "Reformer" o la "Cadillac". Gli esercizi sono progettati per lavorare su tutto il corpo, sviluppando forza, flessibilità, equilibrio e controllo.

Il Pilates è adatto a persone di tutte le età e livelli di fitness, poiché gli esercizi possono essere modificati e adattati alle esigenze individuali. Oltre a migliorare la forma fisica, la pratica del Pilates può aiutare a ridurre lo stress, migliorare la postura, alleviare il dolore e promuovere il benessere generale.

PILATES AL MURO

Il Pilates al muro è una variante dell'allenamento Pilates che utilizza il muro come supporto per eseguire alcuni esercizi. Questa modalità di esercizio aggiunge una nuova dimensione all'allenamento, fornendo un supporto stabile per il corpo e consentendo di lavorare su una maggiore resistenza e stabilità.

Ecco I principali esercizi di Pilates al muro:

1. Wall Roll Down: Posizionarsi con la schiena contro il muro e i piedi a circa un metro di distanza. Scivolare lentamente lungo il muro fino a quando la schiena è completamente appoggiata. Da questa posizione, scendere verso il basso piegando la parte superiore del corpo, quindi risalire lentamente alla posizione iniziale.

2. Wall Squats: Appoggiarsi alla parete con la schiena piatta e scendere in una posizione di squat. Mantenere la schiena contro il muro e assicurarsi che le ginocchia siano allineate con le caviglie.

3. Leg Circles: Sedersi sul pavimento con un lato del corpo contro il muro. Sollevare una gamba e disegnare cerchi nell'aria con il piede, utilizzando il muro come supporto per la schiena.

4. Wall Push-ups: Posizionarsi in piedi di fronte al muro e allungare le braccia per appoggiarle contro il muro. Flettere le braccia per avvicinarsi al muro, quindi spingere indietro per tornare alla posizione iniziale.

5. Wall Angels: Appoggiarsi contro il muro con la schiena, i glutei e le braccia. Sollevare le braccia sopra la testa e scendere lentamente, portando le braccia dietro la testa mentre mantieni il contatto con il muro.

Il Pilates al muro è particolarmente utile per lavorare sulla corretta allineamento del corpo e per sviluppare forza nella parte superiore e inferiore del corpo. Può essere un'ottima opzione per chi sta iniziando con il Pilates o per chi desidera aggiungere una nuova sfida alla propria routine di allenamento.

Tuttavia, prima di iniziare qualsiasi nuovo programma di allenamento, è sempre consigliabile consultarsi con un professionista del fitness o un istruttore di Pilates per garantire che gli esercizi siano eseguiti correttamente e in modo sicuro.

RISCALDAMENTO

Il riscaldamento prima di iniziare una sessione di Pilates è fondamentale per preparare il corpo e la mente all'allenamento. Un adeguato riscaldamento aiuta a aumentare la temperatura corporea, migliorare la circolazione sanguigna e preparare i muscoli per gli esercizi che verranno eseguiti durante la sessione di Pilates.

Ecco alcuni suggerimenti per un efficace riscaldamento prima di iniziare il Pilates:

1. **Cardio leggero**: Inizia con 5-10 minuti di attività cardio leggera come camminata, jogging o saltelli per aumentare il battito cardiaco e riscaldare i muscoli.

2. **Stretching dinamico**: Esegui alcuni esercizi di stretching dinamico che coinvolgono movimenti controllati per allungare e attivare i principali gruppi muscolari. Ad esempio, puoi fare delle gambe alternate, rotazioni delle spalle e torsioni del busto.

3. Mobilizzazione della colonna vertebrale: Pratica alcuni esercizi per mobilizzare la colonna vertebrale, come il "roll down" per allungare la parte posteriore del corpo e rilassare la zona lombare.

4. Esercizi di respirazione: Focalizzati sulla respirazione profonda e consapevole durante il riscaldamento, per preparare il diaframma e migliorare l'ossigenazione dei muscoli.

5. Esperimenti con movimenti pilates: Puoi iniziare a eseguire alcuni esercizi di Pilates di base a bassa intensità, come il "centring" e gli "artigli" per attivare il "powerhouse" e stabilizzare il corpo.

6. Concentrazione mentale: Durante il riscaldamento, concentrati sulla connessione tra mente e corpo, mettendoti in sintonia con le sensazioni e le sensazioni del corpo.

Ricorda di iniziare il riscaldamento lentamente e gradualmente aumentare l'intensità degli esercizi.

Mantieni una respirazione regolare e controllata durante il riscaldamento, evitando movimenti bruschi o eccessivamente forti. Un riscaldamento adeguato ti aiuterà ad affrontare l'allenamento di Pilates in modo sicuro ed efficace, riducendo il rischio di infortuni e migliorando la tua esperienza di allenamento.

ESERCIZI
DURATA TOTALE: 20 MINUTI

Riscaldamento (5 minuti):

- Camminata sul posto: 1 minuto
- Giro delle spalle: 1 minuto
- Giro delle braccia: 1 minuto
- Stiramento dei polpacci: 1 minuto
- Stiramento delle braccia (con le mani appoggiate al muro): 1 minuto

Wall Roll Down (3 minuti):

- Avvicinati al muro e appoggia le mani ad altezza delle spalle.
- Inizia a scendere lentamente, facendo arrotolare la colonna vertebrale verso il basso.
- Respira profondamente mentre scendi e mantieni la schiena dritta.
- Risali lentamente alla posizione di partenza.
- Ripeti l'esercizio per 1,5 minuti in entrambe le direzioni.

Wall Squats (3 minuti):

- Poggia la schiena contro il muro e scendi in una posizione di squat.
- Le ginocchia dovrebbero formare un angolo di 90 gradi, assicurati che siano allineate con le caviglie.
- Mantieni la schiena appoggiata al muro e tieni la posizione per 30 secondi.
- Risali lentamente alla posizione eretta.
- Ripeti l'esercizio per 3 minuti in totale, prendendo brevi pause se necessario.

Leg Circles (4 minuti):

- Distenditi a terra con il fianco rivolto verso il muro, poggiando le gambe ad angolo retto contro la parete.
- Solleva la gamba che è più vicina al muro verso l'alto.
- Esegui dei cerchi con la gamba, mantenendo l'addome contratto e i movimenti controllati.
- Fai dei cerchi per 2 minuti in un senso e poi cambia direzione per altri 2 minuti.

Wall Push-ups (4 minuti):

- Poggia le mani contro il muro a livello delle spalle e allinea i piedi con le mani.
- Esegui delle flessioni contro il muro, mantenendo il corpo dritto e gli addominali contratti.
- Spingi contro il muro per tornare alla posizione di partenza.
- Ripeti l'esercizio per 4 minuti in totale.

Wall Angels (1 minuto):

- Poggia la schiena e i glutei contro il muro, piega le ginocchia leggermente.
- Alza le braccia verso l'alto, mantenendo i gomiti e i polsi a contatto con il muro.
- Esegui piccoli movimenti delle braccia verso l'alto e verso il basso come delle ali.
- Continua per 1 minuto.

Stretching Finale (2 minuti):

- Flessione in avanti (piedi allineati, mani sulla parete e schiena dritta): 1 minuto.
- Stiramento delle gambe (una gamba allungata contro il muro, l'altra piegata): 1 minuto.

Ricorda di fare ogni esercizio con calma e attenzione alla postura. Ascolta il tuo corpo e fai delle modifiche se necessario. Questa routine di Pilates al muro ti aiuterà a rafforzare il corpo, migliorare la flessibilità e lavorare sulla postura.

Adesso rivediamo questi esercizi con l'aiuto delle immagini per capire meglio la giusta postura e I giusti movimenti.

1) Wall Roll Down (3 minuti)

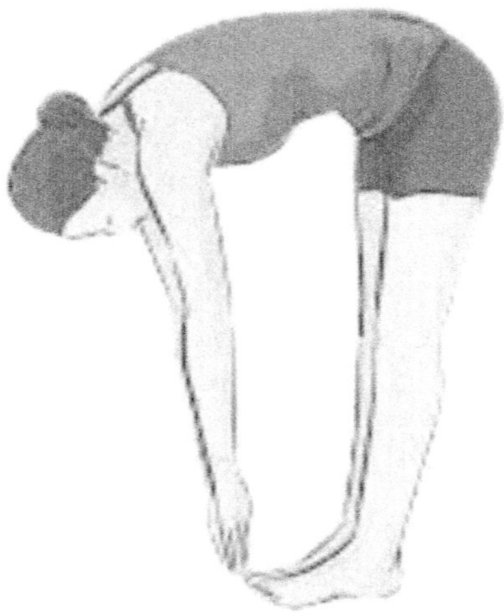

- Avvicinati al muro e appoggia le mani ad altezza delle spalle.
- Inizia a scendere lentamente, facendo arrotolare la colonna vertebrale verso il basso.
- Respira profondamente mentre scendi e mantieni la schiena dritta.
- Risali lentamente alla posizione di partenza.
- Ripeti l'esercizio per 1,5 minuti in entrambe le direzioni.

2) Wall Squats (3 minuti)

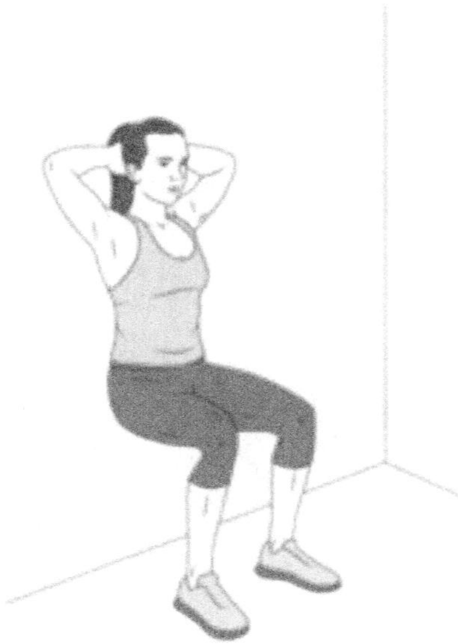

- Poggia la schiena contro il muro e scendi in una posizione di squat.
- Le ginocchia dovrebbero formare un angolo di 90 gradi, assicurati che siano allineate con le caviglie.
- Mantieni la schiena appoggiata al muro e tieni la posizione per 30 secondi.
- Risali lentamente alla posizione eretta.
- Ripeti l'esercizio per 3 minuti in totale, prendendo brevi pause se necessario.

3) Leg Circles (4 minuti)

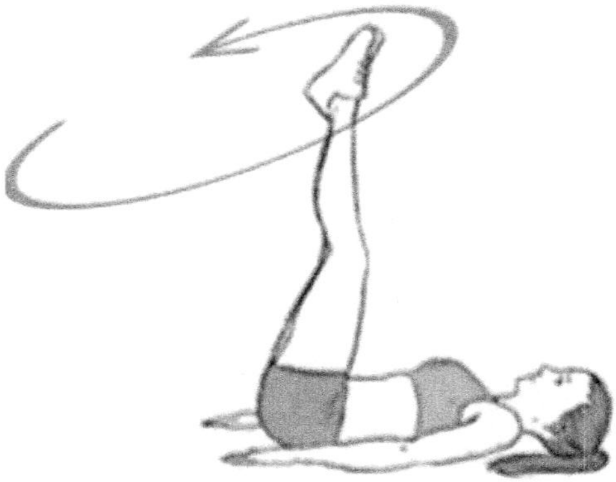

- Distenditi a terra con il fianco rivolto verso il muro, poggiando le gambe ad angolo retto contro la parete.
- Solleva la gamba che è più vicina al muro verso l'alto.
- Esegui dei cerchi con la gamba, mantenendo l'addome contratto e i movimenti controllati.
- Fai dei cerchi per 2 minuti in un senso e poi cambia direzione per altri 2 minuti.

4) Wall Push-ups (4 minuti)

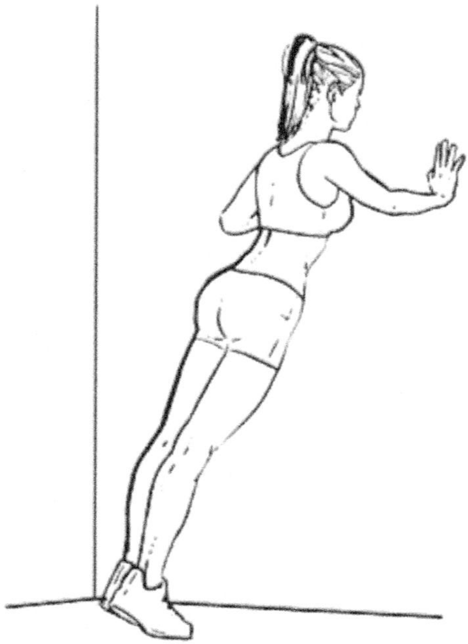

- Poggia le mani contro il muro a livello delle spalle e allinea i piedi con le mani.
- Esegui delle flessioni contro il muro, mantenendo il corpo dritto e gli addominali contratti.
- Spingi contro il muro per tornare alla posizione di partenza.
- Ripeti l'esercizio per 4 minuti in totale.

5) Wall Angels (1 minuto)

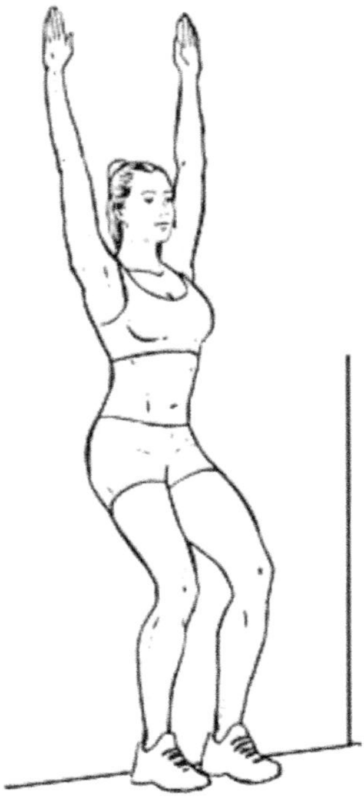

- Poggia la schiena e i glutei contro il muro, piega le ginocchia leggermente.
- Alza le braccia verso l'alto, mantenendo i gomiti e i polsi a contatto con il muro.
- Esegui piccoli movimenti delle braccia verso l'alto e verso il basso come delle ali.
- Continua per 1 minuto.

SFIDA DEI 28 GIORNI

Sulla base degli esercizi appena visti eccoti la sfida di Pilates al muro della durata di 28 giorni, con l'obiettivo di progredire gradualmente e migliorare la tua forza, flessibilità e postura. La sfida prevede di eseguire la routine di 20 minuti che abbiamo creato insieme per 4 settimane consecutive. Ogni settimana, ci saranno alcuni piccoli adattamenti per rendere la sfida più impegnativa. Ricorda di ascoltare il tuo corpo e di adattare la sfida alle tue capacità e limitazioni.

Settimana 1 (Giorni 1-7):

Esegui la routine di 20 minuti che abbiamo creato insieme seguendo il programma suggerito.

Settimana 2 (Giorni 8-14):

Mantieni la routine di 20 minuti, ma aggiungi un set aggiuntivo per ciascun esercizio (ad esempio, 2 set di Wall Roll Down, 2 set di Wall Squats, ecc.).

Settimana 3 (Giorni 15-21):

Aumenta la durata degli esercizi a 25 minuti aumentando la sezione che più preferisci: Riscaldamento, Esercizi o Stretching.

Settimana 4 (Giorni 22-28):

Mantieni la durata di 25 minuti, ma aggiungi 1 ripetizione (set) per ciascun esercizio (ad esempio, 3 set di Wall Roll Down, 3 set di Wall Squats, ecc.).

Obiettivo aggiuntivo (opzionale):

Se ti senti particolarmente motivato e vuoi rendere la sfida ancora più impegnativa, puoi provare a tenere alcune posizioni per un tempo leggermente più lungo o aumentare il numero di ripetizioni in ciascun set. Ad esempio, puoi provare a mantenere la posizione delle Wall Squats per 45 secondi invece di 30 secondi o eseguire 15 Wall Push-ups invece di 10.

Ricorda di ascoltare il tuo corpo e di fare delle modifiche se senti dolore o fatica eccessiva. Assicurati di includere anche dei giorni di riposo nella tua sfida per permettere al tuo corpo di recuperare.

Buona fortuna e buona sfida di Pilates al muro di 28 giorni! Con costanza e impegno, vedrai sicuramente dei progressi nel tuo benessere fisico e mentale.

CONSIGLI PRATICI

Eccoti alcuni consigli pratici per mantenere la motivazione e raggiungere l'obiettivo durante la sfida di Pilates al muro di 28 giorni:

1. **Stabilisci obiettivi realistici**: Assicurati che gli obiettivi siano raggiungibili e realistici. Avere un obiettivo chiaro ti aiuterà a restare concentrato e motivato durante la sfida.

2. **Tieni un diario**: Tieni traccia dei tuoi progressi e delle sensazioni durante la sfida. Scrivere i tuoi pensieri, le sensazioni fisiche e i successi raggiunti ti aiuterà a mantenere alta la motivazione e a vedere quanto sei migliorato nel corso del tempo.

3. **Coinvolgi un amico**: Fai la sfida insieme a un amico o un familiare. Avere un compagno di allenamento ti darà un sostegno

reciproco e renderà l'esperienza più divertente.

4. **Ricompensati**: Stabilisci delle piccole ricompense per te stesso ogni volta che raggiungi un traguardo importante durante la sfida. Le ricompense possono essere piccole cose che ti piacciono, come un dolce trattamento o del tempo libero per te stesso.

5. **Pianifica i tuoi allenamenti**: Fissa un orario specifico per i tuoi allenamenti di Pilates al muro e mantieni l'impegno come se fosse un appuntamento importante. La regolarità ti aiuterà a mantenere la coerenza e a rendere l'esercizio parte della tua routine quotidiana.

6. **Varia gli esercizi**: Ogni settimana, prova a introdurre qualche variazione negli esercizi per mantenere l'allenamento interessante e stimolante.

7. **Visualizza i risultati**: Immagina come ti sentirai e come sarai soddisfatto una volta raggiunto l'obiettivo. Visualizzare i risultati positivi può essere un'ottima fonte di motivazione.

8. **Ricorda il perché**: Mantieni sempre a mente il motivo per cui hai iniziato la sfida. Che si tratti di migliorare la salute, aumentare la flessibilità o sentirti meglio con te stesso, tenere a mente il perché ti aiuterà a superare gli ostacoli e a perseverare.

9. **Resta positivo**: Concentrati sugli aspetti positivi dei tuoi progressi e non farti abbattere dai giorni in cui potresti sentirsi meno motivato. Ogni passo avanti conta!

10. **Celebra il successo finale**: Alla fine della sfida di 28 giorni, celebra il tuo successo e i risultati raggiunti. Sii orgoglioso del tuo impegno e sforzo.

Ricorda che la chiave per mantenere la motivazione è il costante impegno e la determinazione. Non preoccuparti troppo degli eventuali ostacoli lungo il percorso. L'importante è continuare a fare del tuo meglio e rimanere focalizzato sull'obiettivo finale. Buona fortuna nella tua sfida di Pilates al muro

INFORMAZIONI SULL'AUTORE

Emily ha una formazione completa e una vasta esperienza nel campo del fitness e del Pilates, avendo studiato con alcuni degli insegnanti più rinomati del settore. Questa competenza le consente di creare sessioni di allenamento ben strutturate e personalizzate, adatte alle esigenze e ai livelli di ogni allievo.

Emily è anche un'ottima comunicatrice e motivatrice. Le sue istruzioni sono chiare e precise, garantendo che gli allievi capiscano e esegua-no correttamente gli esercizi. La sua presenza rassicurante e incoraggiante crea un ambiente positivo e inclusivo in classe, permettendo agli studenti di sentirsi a proprio agio e di esprimere le loro domande e preoccupazioni liberamente.

Printed by Amazon Italia Logistica S.r.l.
Torrazza Piemonte (TO), Italy

51648410R00020